Mustapha CHELGHOUM

Guia para farmacêuticos hospitalares

Mustapha CHELGHOUM

Guia para farmacêuticos hospitalares

Boas práticas

ScienciaScripts

Cover image: www.ingimage.com

This book is a translation from the original published under ISBN 978-620-6-71242-8.

Publisher:
Sciencia Scripts
is a trademark of
Dodo Books Indian Ocean Ltd. and OmniScriptum S.R.L publishing group

120 High Road, East Finchley, London, N2 9ED, United Kingdom
Str. Armeneasca 28/1, office 1, Chisinau MD-2012, Republic of Moldova, Europe
Printed at: see last page
ISBN: 978-620-8-27417-7

Guia para farmacêuticos hospitalares Boas práticas

Preâmbulo :

Este livro é dedicado à ¡exploração das boas práticas em farmácia hospitalar, um domínio em que a precisão, a ética e a dedicação desempenham um papel crucial na qualidade dos cuidados prestados aos doentes. É um recurso para farmacêuticos hospitalares, técnicos de farmácia, estudantes de farmácia e outros profissionais de saúde envolvidos na gestão e dispensa de medicamentos em ambiente hospitalar.

O objetivo deste livro é fornecer orientações práticas e recomendações baseadas na investigação mais recente e nas normas de boas práticas de farmácia hospitalar. Os temas abordados vão desde as boas práticas de fabrico até às boas práticas de rastreabilidade.

A farmácia hospitalar não se limita à dispensa de medicamentos; engloba uma série de responsabilidades essenciais que contribuem diretamente para a segurança e a eficácia dos tratamentos administrados aos doentes. Uma boa prática de farmácia hospitalar requer não só conhecimentos técnicos, mas também a capacidade de trabalhar numa equipa multidisciplinar, uma compreensão profunda das necessidades dos doentes e uma adaptação constante à evolução tecnológica e regulamentar. O ambiente hospitalar é dinâmico e exige que os profissionais sejam não só prestadores de cuidados, mas também conselheiros, inovadores e líderes na promoção da utilização racional dos medicamentos.

Índice

Preâmbulo 2
Introdução 7
Capítulo 01: Boas práticas de armazenagem 10
Introdução : 10
1. Definições : 10
2. Boas práticas de armazenamento de produtos farmacêuticos : 11
Receção e armazenamento : 11
Controlo dos produtos armazenados : 12
Preservar a qualidade dos produtos farmacêuticos 13
3. Instalações de armazenamento : 14
5. Condições especiais de armazenamento : 15
Conclusão 18
Bibliografia 19
Capítulo 2: Boas práticas de fabrico 20
Introdução 20
1. Definições 20
2. Evolução da BPP 21
3. Conteúdo das boas práticas de preparação : 22
4. Elementos-chave das BPF (ANSM) 23
Gestão da qualidade 23
Instalações 25
Equipamento 26
Preparativos 26
1. Matérias-primas e embalagens farmacêuticas : 26
2. Operação de preparação 26
3.operação de embalagem : 27
4. Preparação completa : 27

5. Rotulagem ... 28
6. Biblioteca de amostras ... 28
7. Controlo ... 28
Como evitar erros de preparação ... 29
Conclusão ... 30
Bibliografia ... 31
Capítulo 3: Boas práticas de controlo da qualidade ... 32
Introdução ... 32
1. Regulamentos e normas ... 32
2. Objetivo do controlo de qualidade : ... 32
3. Requisitos básicos de controlo da qualidade ... 33
4. O que verificar ... 34
5. Tipo de controlo de qualidade ... 34
5.1. Controlo físico-químico ... 34
5.1.1. Análise qualitativa e quantitativa ... 34
5.1.2. Análise de pureza ... 35
5.1.3. Análise da identidade ... 35
5.1.4. Análise de estabilidade ... 35
5.1.5. Análise de solubilidade ... 35
5.2. Controlo técnico farmacêutico ... 35
5.2.1. Controlo farmacotécnico das formas orais sólidas ... 36
5.2.2. Controlo farmacotécnico das formas semi-sólidas ... 40
5.2.3. Exemplo de controlo de qualidade de um anti-sético ... 41
Conclusão ... 42
Referências ... 43
Capítulo 4: Boas práticas em matéria de rastreabilidade ... 44
Introdução : ... 44
1. Definições : ... 44
2. Rastreabilidade e legislação farmacêutica ... 45
4. Tipos de tragédia ... 45

5. Objectivos da rastreabilidade dos medicamentos ... 46
6. Suportes de tragabilidade ... 46
7. Aplicações de rastreabilidade para produtos farmacêuticos47
8. Tragabilidade significa ... 49
Conclusão ... 50
Bibliografia ... 51
Capítulo 5: Boas práticas na reconstituição centralizada de citotóxicos ... 52
Introdução ... 52
1. Definição de Unidades Centralizadas de Reconstituição de Citotóxicos ... 52
2. Regulamentos e normas ... 52
3. Objetivo ... 53
4. Benefícios da centralização a nível da farmácia ... 53
5. Conceção da CCRU ... 54
5.1. Tipos de campânulas : ... 54
5.1.1. Exaustores de fluxo laminar horizontal ... 54
5.1.2. Exaustores de fluxo laminar vertical ... 55
5.1.3. Campânulas de fluxo misto ... 55
5.1.4. Campânulas de fluxo turbulento ... 56
5.2. Isoladores ... 56
5.2.1 Isoladores rígidos ... 56
5.2.2 Isoladores flexíveis ... 56
5.2.3 Isoladores de amostragem ... 57
5.3. Índice citotóxico de contacto (ICC) ... 57
5.4. Campânulas ou ZAC ... 58
5.5. Zonas de armazenagem numa CCRU ... 59
5.6. Pessoal da URCC ... 59
6. Circuito de medicamentos anti-cancro no hospital ... 59
6.1. Receção do protocolo (prescrição) ... 59

6.2. Análise farmacêutica das receitas médicas 60
6.3. Ficha de produção 60
6.4. Fabrico da preparação 61
6.5. Controlo de qualidade 61
6.6. Embalagem 62
6.7. Quimioterapia de encaminhamento 62
6.8. Gestão de resíduos 62
Conclusão 63
Bibliografia 64

Introdução

As boas práticas de farmácia hospitalar são um pilar fundamental dos cuidados seguros e eficazes prestados aos doentes nas organizações de cuidados de saúde. Englobam vários aspectos críticos, como as boas práticas de fabrico (BPF), o controlo de qualidade, a rastreabilidade dos medicamentos e as boas práticas específicas para a reconstituição de medicamentos citotóxicos. Cada um destes elementos desempenha um papel essencial na preservação da qualidade dos cuidados e na prevenção de erros de medicação, que podem ter consequências graves para a saúde dos doentes.

As Boas Práticas de Fabrico são a base sobre a qual assenta a produção de medicamentos seguros e eficazes. No ambiente hospitalar, onde os medicamentos são frequentemente preparados ou adaptados para satisfazer as necessidades específicas dos doentes, as BPF garantem que cada produto é fabricado de forma consistente e controlada. Isto inclui a validação dos processos, a qualificação do equipamento, a formação adequada do pessoal e a manutenção das instalações. Estas práticas minimizam o risco de contaminação cruzada, erros de dosagem e desvios em relação às normas estabelecidas. As boas práticas de fabrico são a base sobre a qual assenta a produção de medicamentos seguros e eficazes. No ambiente hospitalar, onde os medicamentos são frequentemente preparados ou personalizados para satisfazer as necessidades específicas dos doentes, as BPF garantem que cada produto é fabricado de forma consistente e controlada. Isto inclui a validação dos processos, a qualificação do equipamento, a formação adequada do pessoal e a manutenção das instalações. Estas práticas minimizam o risco de contaminação cruzada, erros de dosagem e desvios das normas estabelecidas. O controlo de qualidade é também crucial. Garante que todos os medicamentos dispensados cumprem as normas de pureza, potência e segurança exigidas. Na farmácia hospitalar, isto implica frequentemente testes rigorosos, incluindo a verificação da esterilidade, da concentração de ingredientes activos e da compatibilidade física e química das preparações. O controlo de qualidade é essencial para detetar qualquer desvio que possa afetar a qualidade do medicamento e, consequentemente, a segurança do doente. A rastreabilidade dos medicamentos é outra componente essencial de uma boa prática de farmácia hospitalar. Permite seguir cada medicamento ao longo de todas as etapas do seu ciclo de vida, desde a receção das matérias-primas até à administração ao doente. Esta capacidade de rastrear o historial, a distribuição e a localização de cada medicamento é vital não só para responder eficazmente em caso de recolha de um produto, mas também para investigar reacções adversas e garantir que as formulações certas são administradas aos doentes certos. Por último, as boas práticas de reconstituição dos medicamentos citotóxicos são de importância fundamental no contexto hospitalar. Os medicamentos citotóxicos, utilizados principalmente no tratamento do cancro, são extremamente potentes e requerem um manuseamento meticuloso para evitar a exposição do pessoal e de outros doentes a agentes potencialmente perigosos. Os procedimentos de reconstituição normalizados garantem a segurança de quem manuseia estes medicamentos e dos doentes que os recebem, mantendo a integridade e a eficácia do tratamento.

O compromisso com estas boas práticas é, portanto, essencial não só para garantir a segurança e a eficácia terapêutica, mas também para aumentar a confiança dos doentes e dos profissionais de saúde no sistema de saúde. Ao desenvolver e aplicar rigorosamente estas práticas, as farmácias hospitalares desempenham um papel crucial na prestação de cuidados de saúde de elevada qualidade, seguros e eficazes.

Capítulo 01: Boas práticas de armazenagem

Introdução :

A gestão do armazenamento de medicamentos é uma etapa essencial da cadeia de abastecimento para os profissionais de saúde, nomeadamente para os farmacêuticos responsáveis. Estes profissionais devem garantir o cumprimento das boas práticas na distribuição e armazenamento de medicamentos para uso humano. O objetivo desta apresentação é descrever as diretrizes para o armazenamento de produtos médicos que estão intimamente ligadas a outras diretrizes existentes recomendadas pelo Comité de Peritos da OMS sobre Especificações para Preparações Farmacêuticas. Organização (2019).

1. Definições :

Stock: De um ponto de vista físico, o stock consiste num conjunto de produtos depositados e classificados numa loja ou num armazém. Do ponto de vista económico, o stock é uma reserva utilizada para regular a oferta e a procura (Health and Ambulatories 2002).

Boas práticas de armazenamento de produtos farmacêuticos: Parte da garantia de qualidade que assegura que a qualidade dos produtos farmacêuticos é mantida através de um controlo adequado durante o seu armazenamento. Organização WH.2019

A base legislativa: Enquanto profissional no domínio da saúde, da logística ou do comércio grossista, é importante ter em consideração as normas emitidas pelos diferentes actores que gerem a regulamentação e a produção normativa (Board 2006).

Diretiva 2001/83/CE: é o principal instrumento jurídico para o exercício do controlo de toda a cadeia de distribuição de medicamentos nos Estados-

Membros, bem como nos casos em que as operações de venda por grosso abrangem simultaneamente vários Estados-Membros.

Orientações da União Europeia em matéria de boas práticas de distribuição de medicamentos para uso humano: Nas suas orientações de 5 de novembro de 2013, a Comissão Europeia descreve pormenorizadamente as boas práticas de distribuição por grosso de medicamentos para uso humano aplicáveis no espaço da UE.

2. Boas práticas de armazenamento de produtos farmacêuticos :

Receção e armazenamento :

Os medicamentos devem ser manuseados e armazenados de forma a evitar derrames, rupturas, contaminações e misturas. Não devem ser armazenados diretamente no chão, a menos que a embalagem tenha sido concebida para permitir esse armazenamento (como é o caso de algumas garrafas de gás medicinal).

Se forem utilizadas paletes, empilhar as caixas sobre as paletes.

- a pelo menos 10 cm (4 polegadas) do solo.
- a pelo menos 30 cm (1 pé) das paredes e de outras pilhas.
- não é superior a 2,5 m (8 pés, como regra geral).

Para todos os tipos de armazenamento :

- Seguir as instruções do fabricante ou do fornecedor sobre os procedimentos de armazenamento e as condições de armazenamento indicadas nos rótulos.
- Colocar os produtos líquidos nas prateleiras mais baixas ou por baixo

de outros produtos.

■ Armazenar os produtos que necessitam de ser conservados em áreas controladas, mantidos a uma temperatura adequada.

■ Armazenar produtos de alto risco/valor elevado em áreas de segurança adequadas.

■ retirar imediatamente os produtos danificados ou fora de prazo do inventário utilizável e eliminá-los de acordo com os procedimentos estabelecidos.

■ Armazenar sempre os produtos de forma a facilitar a aplicação do princípio "primeiro a sair, primeiro a ser retirado" (FEFO).

■ Organizar as caixas de cartão de modo a que as setas apontem para cima e que as etiquetas de identificação, as datas de validade e as datas de produção sejam visíveis.

■ Os depósitos farmacêuticos devem dispor de um sistema de classificação ou de organização dos medicamentos:

- Ordem alfabética (por nome genérico).
- Por categoria terapêutica ou farmacológica.
- De acordo com a forma galénica.
- Dependendo do nível do sistema.
- Dependendo da frequência de utilização.
- De forma aleatória, em compartimentos.
- De acordo com o nível de segurança e inflamabilidade (UNICEF 2003).

Controlo dos produtos armazenados :

As condições ambientais são parâmetros importantes a considerar no armazenamento e distribuição de todos os produtos farmacêuticos e podem ter de ser monitorizadas conforme necessário. Quando são necessárias condições de armazenamento específicas, devem ser utilizados registadores ou dispositivos ambientais para confirmar que foi corretamente mantida uma gama aceitável em cada fase da cadeia de abastecimento. Os factores ambientais a ter em conta são a temperatura, a luz, a humidade e a limpeza das instalações.

A temperatura é uma das condições mais importantes a controlar. As práticas que se seguem são exemplos de medidas adequadas que devem ser postas em prática para garantir o controlo ambiental:

- Os dados registados do controlo da temperatura devem estar disponíveis para análise.

- O equipamento utilizado para os testes deve ser verificado a intervalos pré-determinados adequados e os resultados dessas verificações devem ser registados e conservados.

- Recomenda-se que os monitores de temperatura sejam instalados nas áreas mais susceptíveis de sofrerem flutuações de temperatura (UNICEF e Organização 2003).

Preservar a qualidade dos produtos farmacêuticos

Durante o armazenamento, os diferentes tipos de produtos podem sofrer diferentes tipos de danos

Tipo de produto	Indicadores de qualidade
Líquidos	-mudança de cor -turbidez -presença de sedimentos -quebra da tampa dos frascos -frascos, ampolas ou frascos congelados
Produtos fotossensíveis	embalagem rasgada ou dividida
Produtos de látex	-seco -friável -fissurado

Comprimidos	mudança de cor -comprimidos desagregados -comprimidos em falta - aspeto pegajoso (especialmente no caso de comprimidos revestidos) - odor invulgar
Soluções injectáveis	**-o** líquido não forma uma suspensão após agitação
Reagentes químicos	- mudança de cor
Tubos	-tubo(s) pegajoso(s) - conteúdo com fugas - perfurações ou orifícios no tubo
Produtos esterilizados	-Embalagem rasgada ou partida - Peças em falta - Peças partidas ou dobradas - Humidade no interior da embalagem - Embalagem manchada

■ Não entregar produtos suspeitos de estarem danificados.

■ Comunicar quaisquer defeitos e devolver os produtos defeituosos ao fornecedor.

■ Se um inspetor visitar a escola, comunique quaisquer problemas (UNICEF e Organização 2003).

3. Instalações de armazenamento :

As instalações devem ser concebidas de modo a assegurar a manutenção das condições de armazenamento exigidas. Devem ser adequadamente seguras, estruturalmente sólidas e com capacidade suficiente para permitir a armazenagem e o manuseamento seguros dos medicamentos.

Devem dispor de iluminação suficiente para que todas as operações possam ser efectuadas com precisão e segurança (Health and Ambulatory Care 2002).

5. Condições especiais de armazenamento :

Produtos farmacêuticos	Recomendações	Exemplos
Medicamentos sensíveis ao calor	■ Identificar quais os produtos que devem ser mantidos congelados e quais os que devem ser armazenados dentro de um intervalo de temperatura específico. ■ Verifique a precisão dos termómetros do frigorífico e do congelador. ■ Armazenar os medicamentos de forma a não bloquear a circulação de ar no frigorífico. ■ Assegurar que os frigoríficos destinados à armazenagem de medicamentos sejam reservados exclusivamente para medicamentos. ■ Estabelecer um calendário para verificar o prazo de validade e a rotação dos produtos com temperatura controlada (Ziance, Chandler et al. 2009).	*A -20°C para produtos congelados, como as **vacinas**. *Entre +2 e +8°C para os produtos sensíveis ao calor (propofol...)
Medicamentos fotossensíveis	■ Esconder as janelas ou usar cortinas. ■ Conservar os produtos em caixas de cartão. ■ Não armazenar ou embalar produtos sob luz solar direta. ■ Utilizar garrafas de plástico opaco ou de vidro colorido para os produtos que requerem esta precaução (UNICEF e Organização 2003).	Furosemida, metronidazol hidrocortisona; vitaminas, filmes radiofónicos.

Medicamentos sensíveis à humidade	Num armazém, a humidade relativa não deve exceder 60%. ■ Todos os contentores devem permanecer fechados. ■ Não devem ser desembalados durante muito tempo antes da distribuição. (UNICEF e Organização 2003).	
Dispositivos médicos	■ A sala ou zona de armazenagem deve poder distinguir entre entre dispositivos médicos esterilizados e não esterilizados. O armazenamento deve permitir manter a integridade do dispositivo médico e evitar a contaminação do dispositivo esterilizado. ■ O armazenamento deve ser efectuado a uma temperatura adequada. (T°C 20°, -2, +5) e humidade (40% a 70%), longe da luz solar direta e da contaminação. ■ O material de armazenamento não deve gerar partículas nem ser uma fonte de alteração da embalagem. ■ Os DM armazenados não devem ser empilhados ou deixados cair (Ouedraogo, Allou et al. 2020).	*Tubos e drenos *Objectos de penso *Material de injeção *Ligaduras ou suturas *Filmes radiológicos e acessórios. *Pequenos equipamentos médicos.

Produtos inflamáveis	Ser armazenado numa sala especial, ou num armário seguro, com ventilação suficiente e dispositivos de retenção adaptados à quantidade armazenada para evitar e controlar fugas acidentais de líquidos poluentes (contentores e paletes). ■ Isolar de todas as fontes de calor. ■ O equipamento de combate a incêndios deve ser facilmente acessível. ■ Não armazenar nas mesmas áreas que os medicamentos. ■ Conservar nas embalagens originais. ■ Armazenar abaixo do seu ponto de inflamação. No entanto, é muito importante armazená-los no local mais frio e nunca sob a luz direta do sol (UNICEF e Organização 2003).	Acetona, éter anestésico, álcoois (antes da diluição) e querosene.
Produtos corrosivos	■ Armazenar sempre as substâncias corrosivas longe de produtos inflamáveis, de preferência num armário de aço separado, para evitar fugas. ■ Utilizar luvas e óculos de proteção industriais adequados ao manusear estes produtos (UNICEF e Organização 2003).	Ácido tricloroacético, ácido acético glacial, soluções concentradas de amoníaco, nitrato de prata, nitrato de sódio e comprimidos de hidróxido de sódio

Gases medicinais	■ As instalações de gás medicinal são seguras e inacessíveis ao público e a pessoas não autorizadas. ■ Permitem conservar as garrafas ao abrigo das intempéries e a uma temperatura compatível com a segurança e a conservação. ■ A disposição das zonas de armazenagem permite não só separar os diferentes gases e as garrafas cheias e vazias, mas também a rotação das existências (Health and Ambulatory Care 2002).	Ar medicinal. Oxygene - O2. Óxido nitroso - N2O
Produtos de acesso limitado	Identificar os produtos com risco de roubo ou abuso, ou com potencial de dependência, e garantir uma maior segurança para estes artigos. Estes produtos devem ser armazenados em : • Uma arrecadação ou um armário separado fechado à chave, ou um cofre. • Uma gaiola de metal trancada no interior da arrecadação. Apenas o gerente ou farmacêutico e um outro membro do pessoal devem ser autorizados a entrar na área onde estes produtos são armazenados (UNICEF e Organização 2003).	Analgésicos estupefacientes (narcóticos): MORFINA, PREPARAÇÕES OPIÁCEAS Outros opiáceos e analgésicos fortes : CODEÍNA, BUPRENORFINA. Medicamentos psicotrópicos Outros medicamentos, incluindo os anti-retrovirais, podem ter de ser armazenados numa sala controlada devido à sua raridade, custo e elevada procura.

Conclusão

A presente diretiva destina-se a ser aplicada a todas as entidades envolvidas em qualquer aspeto do armazenamento e distribuição de produtos médicos, desde as instalações do fabricante do produto médico até ao seu agente, ou à pessoa que distribui ou fornece produtos médicos diretamente a um doente.

Bibliografia

l.Organização WH. Boas práticas de armazenamento e distribuição de produtos médicos. Informação sobre medicamentos da OMS. 2019;33(2):194-225.

2 Saúde Mdl, ambulatórios Ddheds. Guia metodológico para a gestão da farmácia hospitalar. 2002.

3. Conselho de Administração IM. Guide to control and monitoring of storage and transportation temperature conditions for medicinal products and active substances (Guia para o controlo e monitorização das condições de temperatura de armazenamento e transporte de medicamentos e substâncias activas). Irlanda: Edição Industrial. 2006;3.

4. Diretrizes de 5 de novembro de 2013 sobre Boas Práticas de Distribuição de medicamentos para uso humano. Jornal Oficial da União Europeia. 2013.

5. Ziance R, Chandler C, Bishara RH. Integração dos requisitos de temperatura controlada na prática farmacêutica. Journal of the American Pharmacists Association: JAPhA. 2009;49(3):e61-7; quiz e8-9.

6. UNICEF, Organização WH. Diretrizes para o armazenamento de medicamentos essenciais e outros produtos de saúde. Diretrizes para o armazenamento de medicamentos essenciais e outros produtos de saúde2003. p. 114-.

7 Ouedraogo J, Allou K, El Harti J. Stockage des dispositifs médicaux apres stérilisation: détermination d'une date limite d'utilisation. Le Pharmacien Hospitalier et Clinicien. 2020;55(4):315-21.

Capítulo 2: Boas práticas de fabrico

Introdução

Uma das principais tarefas dos farmacêuticos hospitalares consiste em efetuar preparações hospitalares e magistrais em conformidade com as Boas Práticas de Preparação Hospitalar. Os profissionais de saúde e os doentes têm grandes expectativas quanto à disponibilidade de formas galénicas adequadas e válidas que não existem noutros locais. O controlo da sua qualidade é uma questão de saúde pública. A aplicação rigorosa das BPP é essencial para o controlo da qualidade das preparações farmacêuticas.

1. Definições

Definição de preparação hospitalar: trata-se de um medicamento preparado numa farmácia para uso interno, de acordo com a farmacopeia, em condições que respeitam as Boas Práticas de Preparação Hospitalar, desde que não exista nenhuma especialidade farmacêutica disponível ou adequada no país. Estas preparações só podem ser dispensadas com base numa apresentação médica no estabelecimento de saúde. (ANSM 2007)

Definição de boas práticas de manipulação hospitalar: As **boas práticas de manipulação hospitalar** são um guia que estabelece os princípios a aplicar a todas as preparações magistrais, hospitalares e oficinais, incluindo as preparações de medicamentos experimentais e as preparações necessárias para a investigação biomédica. Este guia aplica-se, por conseguinte, a todas as preparações efectuadas em hospitais com um PDI autorizado ou em farmácias. Trata-se de uma norma de carácter vinculativo, cuja aplicação é regida por uma publicação no jornal oficial (ANSM 2007).

Preparação magistral: Qualquer medicamento preparado extemporaneamente numa farmácia, de acordo com uma prescrição médica.

Preparação hospitalar: qualquer medicamento preparado mediante receita médica e de acordo com as indicações de uma farmacopeia, devido à inexistência de um medicamento próprio disponível ou adequado ou de um medicamento genérico, na farmácia de um estabelecimento de cuidados de saúde e destinado a ser dispensado a um ou mais doentes.

Medicamento oficinal fraccionado: qualquer medicamento simples, produto químico ou preparação estável constante da farmacopeia, preparado previamente por um estabelecimento farmacêutico que o fracciona da mesma forma que um dispensário ou uma farmácia hospitalar.

2. Evolução da BPP

Boas práticas de preparação 2007

As Boas Práticas de Preparação (BPP) foram publicadas em 2007 e aplicam-se aos dispensários de farmácia e às farmácias que têm por missão efetuar preparações. As BPP são compostas por uma primeira parte que trata dos pontos gerais relativos às preparações, uma segunda parte que contém 2 BPP específicas comuns às farmácias e aos IPS, uma terceira parte que contém 2 outras BPP específicas aos IPS e, finalmente, uma quarta parte dedicada aos apêndices.

Preparação 2023 Boas Práticas

A decisão de reformular as BPC baseou-se na antiguidade da versão atual (que data de 2007) e no relatório da Inspeção-Geral dos Assuntos Sociais (IGAS) sobre a avaliação das práticas de nutrição parentérica (NP) pediátrica na sequência da tragédia dos bebés de Chambéry (2013) (Caixa

2022).

Escândalo dos sacos contaminados: Em dezembro de 2013, três bebés internados na unidade de cuidados intensivos neonatais do hospital de Chambéry morreram subitamente de choque sético com poucos dias de diferença; um quarto foi salvo no último minuto. Todos tinham recebido sacos de nutrição parentérica do mesmo laboratório de produção. Os inquéritos revelaram que a contaminação bacteriana dos sacos de NPT era um fator responsável pela morte dos bebés. A produção de sacos de NP por este laboratório foi suspensa desde então (Carton 2022).

Atualizado a 24/10/2023

A última edição do guia de boas práticas de preparação (BPC) já está disponível. As suas regras serão aplicáveis a partir de 20 de setembro de 2023, substituindo as de 2007.

Em comparação com a versão publicada em setembro de 2022, o guia incorpora duas novas orientações:

- GL3: Preparações necessárias para a investigação que envolva seres humanos, incluindo a preparação de medicamentos experimentais;
- e LD4: Preparação de produtos radiofarmacêuticos. Esta nova edição, que complementa a edição de 2022, reforça os requisitos de segurança para os doentes expostos a produtos de saúde, independentemente do contexto da sua exposição (ANSM).

3. Conteúdo das boas práticas de preparação :

O guia BPP é composto por nove capítulos gerais, anexos, diretrizes e um glossário:

- Os capítulos gerais descrevem as condições ambientais e operacionais a ter em conta aquando dos preparativos.

- Os apêndices fornecem exemplos para o ajudar a implementar estas melhores práticas.

- As diretrizes fornecem informações adicionais específicas para determinados tipos de preparação. Quando uma preparação é abrangida por várias diretrizes (GL), estas aplicam-se simultaneamente (por exemplo, a preparação de quimioterápicos citotóxicos injectáveis segue os capítulos gerais, GL1 para a preparação de medicamentos esterilizados e GL2 para a preparação de medicamentos que contenham substâncias que possam apresentar um risco para a saúde e o ambiente) (ANSM 2023).

4. Elementos-chave das BPF (ANSM)

Gestão da qualidade

O sistema de qualidade da farmácia hospitalar depende diretamente do sistema de qualidade do hospital e está intimamente ligado a ele.

> Organização: Definida em procedimentos escritos:

- O organigrama
- Quem é responsável?
- Quem tem autoridade sobre quem?
- Quem depende de quem?
- Funções do pessoal (descrições de funções)

> Documentação

- Tudo é feito por escrito;
- O sistema documental deve ser gerido por um procedimento;
- A palavra escrita é um meio fiável e preciso de transmitir informações;
- Garantem a tragabilidade

EXP: Manual de qualidade

- Define a política de qualidade do estabelecimento;
- Descreve o sistema de qualidade;
- Define objectivos de qualidade;
- Deve também definir: o organigrama; as responsabilidades; as relações de trabalho entre o pessoal; a organização do sistema de qualidade.

- Gestão de não-conformidades

O procedimento de não conformidade aplica-se quando o produto fabricado não cumpre os requisitos (É NÃO CONFORMÁVEL).

Como é que se pode gerir o incumprimento?

Reunir as pessoas interessadas e realizar as seguintes acções:

- Identificação de incumprimentos ;
- Recolher a documentação relativa a esta não-conformidade;
- Avaliação do incumprimento,
- Propor medidas corretivas e informar os interessados,
- Elaboração de actas e acompanhamento das acções corretivas propostas.

- Autoavaliação

A autoavaliação é utilizada para verificar o sistema de qualidade do estabelecimento; para garantir que o pessoal utiliza, respeita e aplica os diferentes procedimentos, instruções, etc.; a autoavaliação deve ser registada em ata ou num relatório.

- Auditoria interna

A auditoria interna é uma atividade do serviço de gestão da qualidade que permite verificar o controlo dos procedimentos em vigor, a fim de introduzir melhorias (acções corretivas) e reforçar assim o sistema de qualidade do estabelecimento.

> Formação para a qualidade

- Formação e sensibilização do pessoal para os princípios da garantia de qualidade.
- Esta formação deve ter lugar numa fase inicial, ou seja, aquando do recrutamento do pessoal, mas também no âmbito da formação contínua.

> Pessoal

- Pessoal qualificado (deve ser formado) ;
- A farmácia hospitalar é gerida por um farmacêutico;
- O farmacêutico é assistido por :
    - Assistentes de farmácia ;
    - Pessoal do hospital ;
    - Pessoal administrativo ;

Instalações

- Exclusivamente reservado à execução e ao controlo dos preparativos,
- Adaptado às operações a efetuar,
- Fácil de limpar e desinfetar.
- Isolado, bem iluminado e ventilado
- Espaço de trabalho suficiente
- Salas específicas para produtos tóxicos, estupefacientes e produtos esterilizados
- Superfície lisa, impermeável e sem fissuras

Equipamento

- Fácil de limpar
- Bem conservado
- Calibrado e verificado regularmente

Preparativos

1. Matérias-primas para uso farmacêutico e artigos de embalagem :

- um certificado de análise datado e validado correspondente ao lote
- Se não existir: verificar se a matéria-prima está em conformidade com a monografia
- A matéria-prima = uma especialidade farmacêutica: não são necessários controlos
- A decisão de aceitação ou recusa é inscrita num registo e na rotulagem do contentor.
- Cumprimento das condições de armazenagem
- Rotação de stocks: "primeiro a entrar / primeiro a sair" e "primeiro a expirar / primeiro a sair".
- É proibida a mistura de vários lotes de uma PM no mesmo recipiente, bem como a decantação do recipiente original.

2. Operação de preparação

- Cumprir os procedimentos e instruções escritos;
- Registar todos os dados por escrito: os registos são feitos no momento em que cada ação é executada.
- Na área de preparação e controlo, todos os contentores estão identificados (nome e estado do conteúdo), por exemplo, preparação em curso, preparação a aguardar controlo, resíduos de produção).

As regras seguintes aplicam-se a todas as preparações:

- assegurar a limpeza do equipamento, das zonas de trabalho e das instalações;

- verificar o estado do equipamento: qualificação ;

- Verificar se todos os PM ou CA não utilizados na preparação e todos os documentos que já não são necessários foram retirados da área de trabalho;

- garantir a existência de um sistema de valorização de resíduos e a sua correta identificação;

- efetuar os controlos ambientais necessários;

- verificar se o equipamento utilizado para a pesagem é adequado ao fim a que se destina e se é objeto de calibração regular, internamente com uma frequência definida e por um organismo aprovado, pelo menos uma vez por ano. O equipamento de medição volumétrica adequado é igualmente verificado através de métodos apropriados.

3.operação de embalagem :

-A embalagem primária é adaptada às formas galénicas que se destina a conter (quantidade, qualidade, dimensões), evitando interações recipiente/conteúdo.

- A identidade e a limpeza dos artigos de embalagem são controladas.

4. Preparação concluída:

-O prazo de validade das preparações acabadas é fixado na sequência de estudos bibliográficos e/ou de testes de estabilidade. Caso contrário, o prazo de validade não pode exceder um mês. Este limite pode ser reduzido em função da estabilidade da preparação.

5. Rotulagem

- o nome e o endereço da farmácia do estabelecimento ou da farmácia que preparou o produto;

- a designação do medicamento: nome da preparação, forma farmacêutica, via de administração e dosagem em substância(s) ativa(s); - o número de prescrição (registado no momento da dispensa para as preparações magistrais destinadas a um único doente),

- data de expiração ;

- o método de armazenagem específico, se aplicável;

- qualquer informação que ajude na utilização correta da preparação (dosagem, modo de utilização, precauções de utilização, presença de excipientes com um efeito conhecido, etc.);

- informações regulamentares em conformidade com o artigo

- Se as condições particulares de utilização o justificarem, a preparação é acompanhada de instruções de utilização corretas.

6. Biblioteca de amostras

É conservada uma amostra de cada lote de preparações acabadas, salvo justificação em contrário. A quantidade mínima conservada deve permitir a realização de, pelo menos, uma análise completa. Estas amostras são conservadas nas condições previstas para a preparação durante um período pelo menos igual ao seu prazo de validade acrescido de um ano, salvo justificação em contrário.

7. Controlo

São efectuados controlos das matérias-primas, dos artigos de embalagem, das preparações acabadas e do controlo ambiental.

Os requisitos básicos são os seguintes:

- Instalações adaptadas.

- Pessoal qualificado com formação regular em actividades de inspeção.

- Equipamento qualificado.

- Métodos de análise validados.

Sempre que possível, os controlos são efectuados por uma pessoa diferente da que preparou o produto.

Existem diferentes tipos de controlo:

- Controlos microbiológicos mencionados na farmacopeia para as formas estéreis.

- Testes mencionados nas monografias da farmacopeia para as matérias-primas.

- Controlos galénicos mencionados na farmacopeia para as diferentes formas farmacêuticas das preparações acabadas.

- Controlo tornado necessário pela natureza da preparação acabada, em especial o teor de substância(s) ativa(s).

- Controlos ambientais (ar, superfícies).

Como evitar erros de preparação

-Matérias-primas mantidas na embalagem original

-Preparar e organizar o local de trabalho para evitar erros (da esquerda para a direita)

Trabalhar de forma limpa (para evitar a contaminação cruzada)

-Rotulagem e identificação dos produtos em todas as fases da produção

PREPARAÇÃO DE MEDICAMENTOS INJECTÁVEIS

- Bom solvente e diluição

-Trabalhar de forma asséptica

Proteger-se no manuseamento de produtos tóxicos

Conclusão

No entanto, o fabrico de preparações farmacêuticas continua a ser uma atividade de alto risco. As recomendações francesas relativas ao uso e à dosagem pediátrica de certas substâncias são frequentemente escassas, o que obriga os médicos e os farmacêuticos a recorrerem às recomendações das diretrizes do BPPH.

Bibliografia

1. AN SM. de www.ansm.sante.fr.

2. ANSM (2007). Boas práticas de preparação

3. ANSM (2023). Boas práticas de preparação

4. Carton, C. (2022). "Evolução das boas práticas de preparação: estado da arte em 4 preparatórios de um centro hospitalar universitário".

5. Joradp.dz (2018). "Journal officiel de la république algerienne démocratique et populaire".

Capítulo 3: Boas práticas de controlo da qualidade

Introdução

As preparações hospitalares são regulamentadas pela legislação argelina e internacional. Devem ser preparadas em conformidade com as boas práticas de preparação, a fim de garantir a qualidade do produto acabado entregue ao doente.

Os controlos fazem parte das boas práticas de preparação. Garantem que as análises necessárias e adequadas foram efetivamente realizadas e que as matérias-primas, os artigos de embalagem e as preparações efectuadas só podem ser utilizados se a sua qualidade for considerada satisfatória.

1. Regulamentos e normas

Na Argélia, o controlo de qualidade dos medicamentos é uma obrigação legal imposta a todos os fabricantes de medicamentos. A Lei n.º 18-11, de 2 de julho de 2018, relativa à saúde, estipula o seguinte no capítulo 7, intitulado "Controlo dos produtos farmacêuticos e dos dispositivos médicos

Art. 242 - Qualquer produto farmacêutico destinado a ser utilizado em medicina humana, pronto a ser utilizado, e qualquer dispositivo médico só podem ser colocados no mercado se tiverem sido previamente inspeccionados e certificados como estando em conformidade com o processo de registo ou de aprovação.

2. Objetivo do controlo de qualidade :

Garantir a segurança dos doentes: garantindo que os medicamentos fornecidos aos doentes são seguros e eficazes, através do controlo da sua qualidade, identidade, pureza e concentração.

Conformidade regulamentar: As farmácias hospitalares estão sujeitas a regulamentos rigorosos sobre o fabrico, o controlo e a distribuição de medicamentos. Os processos de controlo de qualidade são concebidos para garantir que os medicamentos são preparados e dispensados em conformidade com a regulamentação em vigor.

Otimização dos custos: O controlo de qualidade pode ajudar a reduzir os custos, minimizando as perdas de matérias-primas e garantindo a eficiência dos processos de produção.

Satisfação dos doentes: Ao garantir a qualidade e a segurança dos medicamentos, os processos de controlo da qualidade ajudam a melhorar a satisfação dos doentes e a confiança dos profissionais de saúde.

3. Requisitos básicos de controlo da qualidade

□ Instalações adaptadas,

□ Pessoal qualificado com formação regular em actividades de inspeção,

□ Estão disponíveis procedimentos escritos para a amostragem e análise de matérias-primas e preparações acabadas,

□ As amostras são colhidas segundo métodos aprovados,

□ O equipamento é qualificado e os métodos de análise são validados,

□ As leituras são efectuadas manualmente e/ou através de um aparelho de registo,

□ Qualquer lote de preparações só pode ser libertado para dispensa por um farmacêutico depois de este se ter assegurado de que satisfaz as especificações exigidas,

□ As amostras de referência de matérias-primas e preparações acabadas são conservadas, salvo excepções justificadas, em quantidade suficiente para permitir um controlo posterior, se necessário (no caso de pequenas séries).

4. O que deve ser verificado

A qualidade de um produto farmacêutico é assegurada por controlos ao longo de toda a cadeia de produção, ou seja, :

□ Controlo das matérias-primas (substâncias activas e excipientes) e dos artigos de embalagem.

□ Controlo em processo de produtos semi-acabados (PSO).

□ Controlo do produto acabado.

□ Estes testes devem ser efectuados através de métodos validados (método farmacopeico previamente verificado ou método interno desenvolvido e validado pelo fabricante).

5. Tipo de controlo de qualidade

- Controlo físico-químico ;
- Inspeção técnica farmacêutica ;
- Controlo microbiológico ;
- Controlo farmacotoxicológico.

5.1. Controlo físico-químico

5.1.1. Análise qualitativa e quantitativa

Esta análise é utilizada para determinar a presença e a quantidade dos diferentes componentes do medicamento. Os testes podem incluir cromatografia, espetrometria de massa, espetrofotometria e outras técnicas analíticas.

5.1.2. Análise de pureza

Esta análise mede a quantidade de substâncias estranhas presentes na droga. Os testes podem incluir cromatografia gasosa (GC), cromatografia líquida de alta eficiência (HPLC) e outras técnicas de separação.

5.1.3. Análise da identidade

Esta análise é utilizada para determinar se o medicamento é idêntico à substância ativa de referência. Os testes podem incluir espetroscopia de infravermelhos (IR), difração de raios X (XRD) e outras técnicas.

5.1.4. Análise de estabilidade

Esta análise mede a capacidade do medicamento para manter a sua qualidade e eficácia ao longo do tempo. Os testes podem incluir a exposição do medicamento a temperaturas elevadas, humidade, luz e outros factores ambientais para avaliar a sua estabilidade.

5.1.5. Análise de solubilidade

Esta análise mede a capacidade do medicamento para se dissolver num determinado meio, o que pode ter um impacto na sua biodisponibilidade e eficácia. Os testes podem incluir a determinação do coeficiente de partição octanol/água, a medição do pH crítico e outras técnicas.

5.2. Controlo técnico farmacêutico

A farmacotécnica é um termo que pode ser dividido em "técnicas farmacêuticas", ou seja, técnicas aplicadas tanto ao fabrico de medicamentos como ao controlo das formas farmacêuticas obtidas.

Contrariamente aos controlos físico-químicos e microbiológicos, os controlos farmacotécnicos são específicos da forma farmacêutica controlada. Permitem assegurar que esta forma satisfaz as principais caraterísticas que lhe são conferidas pela farmacopeia.

Na maioria das vezes, as preparações hospitalares são cápsulas, pós, xaropes ou preparações injectáveis (no caso de reconstituições de medicamentos citotóxicos). Como as formas farmacêuticas mais complexas, tais como comprimidos, óvulos e cápsulas moles, requerem equipamento industrial, não são normalmente preparadas no hospital.

5.2.1. Controlo farmacotécnico das formas orais sólidas

a) Desagregação de comprimidos e cápsulas

Princípio: "Este ensaio destina-se a determinar a capacidade dos comprimidos ou cápsulas para se desintegrarem num tempo prescrito, num meio líquido e em condições experimentais bem definidas.

O teste de desintegração é efectuado através da agitação normalizada da forma galénica testada (cápsulas), num meio líquido (água destilada) a 37°C, num tubo com um fundo blindado.

As cápsulas de teste devem estar completamente desintegradas após 30 minutos para que o teste seja conclusivo.

O ensaio de desintegração é efectuado em 6 unidades.

Se 1 ou 2 amostras não se desintegrarem, repetir o ensaio em 12 unidades adicionais.

Os requisitos do teste são cumpridos se pelo menos 16 das 18 unidades testadas forem desagregadas.

b) Ensaio de dissolução para formas sólidas

O teste de dissolução é concebido para determinar a capacidade das formas farmacêuticas orais sólidas (comprimidos e cápsulas) para permitir que o(s) ingrediente(s) ativo(s) que contêm passem para a solução num determinado meio.

A taxa de passagem para a solução é avaliada através do doseamento do ingrediente ativo utilizando métodos cromatográficos ou espectrofotométricos em amostras retiradas do meio de dissolução num determinado intervalo de tempo.

Os dispositivos com pás e cestos são frequentemente os mais adequados para formas orais sólidas.

O teste de dissolução é efectuado mergulhando uma pequena quantidade da forma sólida do medicamento, como um comprimido ou uma pastilha, num recipiente que contém um fluido de dissolução (meios de dissolução: pH: 1,2 (estômago)/ pH: 4,5 (intestino)/ pH: 6,8 (resófago). O recipiente é então colocado num agitador com temperatura controlada (37,5°±0,5) para assegurar uma agitação uniforme do fluido de dissolução.

Ao longo do tempo, são recolhidas amostras do fluido de dissolução a intervalos regulares e analisadas para determinar a quantidade de fármaco que se dissolveu no fluido. Estas medições são utilizadas para construir uma curva de dissolução, que mostra a quantidade de fármaco que se dissolve ao longo do tempo.

Controlo da uniformidade da distribuição

Ao reduzir a dose de formas sólidas (cápsulas ou pó de dose única), o pó deve ser distribuído uniformemente.

A uniformidade da distribuição pode ser controlada de diferentes formas:

- Uniformidade de massa.
- Uniformidade de conteúdo.
- Uniformidade das preparações de dose única ,

Conforme recomendado pela farmacopeia.

1) Controlo da uniformidade da massa

Este teste é exigido para cápsulas (cápsulas duras), bem como para pós em recipientes de dose única e comprimidos.

Como funciona:

- Pesar individualmente 20 unidades tomadas ao acaso :
- Determinar a massa média.

• Para os pós de dose única: pesar o conteúdo das 20 unidades;

• Para as cápsulas: Pesar cada cápsula inteira.

Sem perder nenhum fragmento do invólucro da cápsula, abrir a cápsula e esvaziá-la o mais completamente possível, depois voltar a pesar a cápsula vazia.

Calcule a massa do conteúdo por diferença. Repetir o procedimento para as restantes 19 cápsulas.

Interpretação dos resultados:

A massa individual de, no máximo, duas das 20 unidades pode desviar-se da massa média numa percentagem superior à indicada no quadro seguinte, mas a massa de nenhuma unidade pode desviar-se numa percentagem superior ao dobro dessa percentagem.

Massa média das cápsulas e dos pós (em doses individuais)Limites de desvio em % da massa média

Menos de 300 mg 10

300 mg ou mais 7,5

Se for prescrito um ensaio de homogeneidade de conteúdo para cápsulas preparadas, não é necessário efetuar o ensaio de homogeneidade de massa.

2) Controlo da uniformidade do conteúdo

O teste de uniformidade do conteúdo aplica-se a cápsulas / Cp com :

- □ A dose da(s) substância(s) ativa(s) é inferior a 2 mg,
- □ Ou em que a substância ativa represente menos de 2% da massa total.

O teste de uniformidade do teor baseia-se na determinação do teor individual da(s) substância(s) ativa(s) nas unidades que constituem a amostra, para verificar se estão dentro dos limites estabelecidos em relação ao teor médio da amostra.

Como funciona:

- Selecionar aleatoriamente 10 unidades da preparação a examinar;
- Dosear a(s) substância(s) ativa(s) individualmente em cada um deles (método analítico adequado) ;

Interpretação dos resultados:

- A preparação passa o teste se :

O conteúdo individual de, no máximo, 1 unidade está fora dos limites 85 - 115% do conteúdo médio e, se não estiver fora dos limites, 75 - 125% do conteúdo médio.

- A preparação não passa no teste se :

O conteúdo individual de mais de 3 unidades está fora dos limites de 85 - 115% do conteúdo médio, ou se o conteúdo individual de uma ou mais unidades está fora dos limites de 75 - 125% do conteúdo médio.

Se o conteúdo individual de 2 ou 3 unidades diferir, no máximo, entre 85% e 115% do conteúdo médio e se nenhum conteúdo individual se situar entre 75 e 125% :

Retirar aleatoriamente mais 20 unidades e dosear individualmente a(s) substância(s) ativa(s) em cada uma delas. A preparação passa o teste se o conteúdo individual de não mais de 3 das 30 unidades estiver fora dos limites de 85 - 115% do conteúdo médio e se nenhuma delas estiver fora de 75 - 125% do conteúdo médio.

5.2.2. Controlo farmacotécnico das formas semi-sólidas

1) Homogeneidade

- Dosagem de P.A
- Macroscópico: espalhar uma camada fina sobre uma superfície plana com uma espátula
- Microscópico: controlo da dispersão de partículas e gotículas

2) Determinação da coerência :

- Capacidade de espalhamento: Medida da superfície de espalhamento sob a ação de uma determinada força.
- Força de extrusão: Força necessária para expelir uma quantidade de pomada de um tubo.
- Poder de adesão: Medição do tempo necessário para separar duas superfícies sólidas revestidas com pomadas, utilizando um determinado peso.
- Dureza (controlo da consistência): Trata-se de medir a penetração de um móvel geralmente cónico no produto semi-sólido (cone Mahleur).

3) pH

Este é o pH da fase aquosa, que pode ser separada mais ou menos facilmente, consoante o caso, por contacto, com papel de filtro, quebrando a emulsão num banho de água ou por centrifugação. Para as pomadas anidras, triturar a pomada com água destilada e medir o pH.

4) Esterilidade

Se a pomada se destinar a ser aplicada em feridas abertas ou gravemente danificadas, deve ser esterilizada.

5) Ensaios de difusão ou de biodisponibilidade

Durante a fase de desenvolvimento, podem ser previstos testes in vitro para verificar se a pomada transfere efetivamente o seu ingrediente ativo para uma fase aquosa. Isto implica colocar uma amostra de pomada num gel aquoso (ágar ou gelatina) e monitorizar a difusão do ingrediente ativo.

5.2.3. Exemplo de controlo de qualidade de um antissético

1) Caraterísticas

- Aspeto

O aspeto é testado visualmente e diretamente na amostra nas melhores condições de luz e iluminação.

Sem partículas visíveis

Homogeneidade

- Solubilidade

Estar em solventes aquosos ou orgânicos (geralmente água e álcool)

2) Identificação: Reação colorimétrica

3) Dosagem: Determinação da quantidade de ingrediente ativo por métodos químicos

4) Teste: pH

Conclusão

Os ensaios farmacotécnicos são indispensáveis para avaliar a qualidade das preparações produzidas, a fim de, nomeadamente, julgar a sua uniformidade de distribuição e a disponibilidade do princípio ativo a partir destas formas.

Referências

1) Ph. Eur. 8.0 Ed, Direção Europeia da Qualidade dos Medicamentos e Cuidados de Saúde.

2) Lei n.º 18-11 de 18 de Chaoual 1439, correspondente a 2 de julho de 2018, relativa à saúde

3) Decreto Executivo n.º 19-379 de 4 de Joumada El Oula 1441 correspondente a 31 de dezembro de 2019

Capítulo 4: Boas práticas em matéria de rastreabilidade

Introdução :

A rastreabilidade é uma preocupação essencial no domínio farmacêutico em geral e na farmácia hospitalar em particular. Tornou-se uma necessidade absoluta para garantir a segurança dos doentes. Implica o rastreio de cada medicamento desde o laboratório até ao doente para garantir a sua qualidade e integridade.

O que motivou a iniciativa de rastreabilidade?

□ O aparecimento de crises sanitárias nos anos 80, como a febre aftosa e a doença das vacas loucas. Começou com o desejo de controlar o fluxo de mercadorias através da cadeia de produção até à entrega dos produtos acabados.

□ Entre 1984 e 1985, 2.000 hemofílicos em França contraíram o vírus da SIDA (VIH) através de transfusões de sangue contaminado. Estes produtos foram distribuídos de forma deliberada (Rozenbaum 2008).

1. Definições :

Tragabilidade: De acordo com a norma ISO 8402:1994, a tragabilidade é "a capacidade de rastrear a história, a utilização ou a localização de uma entidade ou atividade através de identificações registadas".

Rastreabilidade farmacêutica: Trata-se de um requisito regulamentar (na Europa) que envolve a codificação de cada produto farmacêutico para garantir que pode ser rastreado desde o laboratório até ao doente.

Esta codificação integra informações como o identificador do produto, a data de validade, o número do lote e o número de série (Hachachou Nour El HOUDA, 2017).

2. Rastreabilidade e legislação farmacêutica

A regulamentação europeia impõe regras muito rigorosas aos profissionais da indústria farmacêutica. Esta regulamentação baseia-se em duas normas:

- BPF: boas práticas de fabrico de medicamentos,
- BPL: boas práticas de laboratório.

O objetivo da rastreabilidade farmacêutica é obrigar :

Os fabricantes devem poder seguir o historial de fabrico de um medicamento e os operadores devem poder localizar cada lote de acordo com o seu destino (hospital, distribuidor, representantes médicos, etc.).

4. Tipos de tragédia

- **Rastreabilidade ascendente (tracing):** permite identificar a origem e as caraterísticas de um produto em qualquer ponto da cadeia.
- **Rastreabilidade descendente (tracking):** permite que as matérias-primas sejam rastreadas até aos produtos acabados correspondentes e aos seus destinos.
- **Rastreabilidade interna**: refere-se ao rastreio de produtos dentro de uma área específica limitada de uma cadeia de abastecimento global, como uma farmácia hospitalar.
- **Rastreabilidade externa :** A rastreabilidade logística externa é um sistema de identificação e de registo que ultrapassa as fases que um produto atravessa dentro da empresa. Engloba todos os elos da cadeia de abastecimento e inclui igualmente os trânsitos através de diferentes países (quando efectuados por um transportador externo) (Pascal Bonnabry, 2006).

5. Objectivos de rastreabilidade para os medicamentos

- Localizar um produto a qualquer momento dentro de um prazo respeitável
- Garantir a qualidade dos produtos
- Acompanhar a transferência de um produto
- Identificar o doente no qual foi implantado um produto ou administrado um medicamento
- Proteção dos doentes e dos profissionais de saúde
- Assegurar que o medicamento é contabilizado junto do destinatário
- Garantir a rastreabilidade do produto a montante e a jusante
- Retirada do mercado de um lote defeituoso ou em risco de ser defeituoso (Hachachou Nour El HOUDA, 2017).

6. Suportes de tragabilidade

A rastreabilidade é organizada de duas formas: manual e eletrónica.

-A organização manual em papel (modo tradicional) é a mais popular porque é simples de criar e pouco dispendiosa, mas é pesada de gerir, muitas vezes incompleta e difícil de encontrar informação.

-Organização eletrónica: é a mais eficaz, mas a sua aplicação é mais pesada e dispendiosa, o que faz com que não seja muito utilizada nos hospitais (Pascal Bonnabry, junho de 2010).

-Os suportes de fragmentação (organização manual) podem ser divididos em três partes

1. Movimentos de entrada (abastecimento)

- Livro de encomendas

- Formulário de encomenda
- Nota de entrega
- A fatura
- Registo de facturas
- Formulário de recibo

2. Todos os movimentos (armazenamento, inventário)
   - Folha de existências / Folha de posições / Folha de cacifos
   - Folha de inventário

3. Movimentos de saída (distribuição)
   - Formulário de encomenda (distribuição)
   - A ordem
   - Ledger e registos especiais
   - O registo de distribuição

7. Aplicações de rastreabilidade para produtos farmacêuticos

Hemovigilância: A transfusão de LSP está sujeita a rastreabilidade

Vigilância dos materiais :

- o farmacêutico é responsável por assegurar a rastreabilidade dos dispositivos médicos.
- É sempre necessário saber que equipamento foi utilizado para que

doente.

• Pesquisas por: infecções nosocomiais, falha de um dispositivo médico e recolha de lotes pelo fabricante ou retirada de lotes

Biovigilância: trata-se de um sistema de controlo desde a colheita de um órgão, tecido ou célula até ao acompanhamento dos doentes transplantados, garantindo a rastreabilidade dos doentes colhidos e transplantados.

Farmacovigilância: o farmacêutico é responsável por assegurar a rastreabilidade dos medicamentos que entram e saem da farmácia (Brigitte Fumerey, 2007).

Esterilização: A rastreabilidade da esterilização é um fator de segurança essencial para todos os profissionais e todos os doentes.

Os Dispositivos Médicos (DM) a rastrear pertencem às categorias de instrumentos semi-críticos e críticos capazes de ferir e contaminar tecidos humanos.

Os DM não críticos, como as moldeiras, os retractores labiais, os espelhos fotográficos e as espátulas de amassar, não necessitam de ser rastreados. Esta categoria específica deve ser desinfectada com um detergente-desinfetante ou uma máquina de lavar (termo)desinfetante, mas não esterilizada.

Existem três fases essenciais no processo de esterilização:

-A elaboração de uma ficha de laboratório de tragabilidade para cada esterilização, que inclui todas as indicações do autoclave, o conteúdo da carga esterilizada, os testes efectuados e o nome e a assinatura da pessoa que efectua a esterilização.

-a associação de uma saqueta esterilizada (e, por conseguinte, de um número de ciclo) ao processo do doente;

-Conservação dos dados relativos aos ciclos e aos testes efectuados: por um período de 30 anos, daí a necessidade de digitalizar os resultados dos testes (coloração) agrafados à ficha de laboratório e de os armazenar eletronicamente.

8. Tragabilidade significa

A marcação é uma alavanca para a rastreabilidade e facilita a identificação de um produto.

As informações de rastreabilidade transmitidas serão :

- um identificador de produto
- um número de série da unidade
- um número de lote

- -Código de barras linear: simples, fácil de ler, mas ocupa muito espaço se tiver o número do lote e a data de validade.
- -Código de barras bidimensional: Um pouco mais complicado de ler, mas permite armazenar mais informações num espaço mais pequeno.
- -Chip RFID (identificação por radiofrequência): Requer uma impressora especial. Pode armazenar um grande número de informações (Pascal Bonnabry, 2006)

Conclusão

O grande número de ferramentas disponíveis para garantir a rastreabilidade dos produtos pode tornar o trabalho do farmacêutico fastidioso. É por isso que é essencial ter um excelente domínio destas ferramentas e estar perfeitamente organizado no seu armazenamento, se se pretende melhorar a eficiência. A tendência é para a informatização dos instrumentos, o que facilita o seu preenchimento em tempo real. A eficácia deste sistema é ainda maior quando é associado a equipamentos de identificação como os códigos de barras ou RFID.

Bibliografia

1. Rozenbaum, L. (2008). Tragabilité des produits pharmaceutiques en milieu hospitalier, Ed. Techniques Ingénieur.

2. Hachachou Nour El HOUDA: tragédia farmacêutica 23/12/2017

3. Pascal Bonnabry: Tragabilidade: módulo de vigilância e tragabilidade, 9 de março de 2006

4. Pascal Bonnabry: Tragabilidade, 11ª jornada da GSASA, 8 e 24 de junho de 2010

5. Laura Di TRAPAN, Sandrine Von Grungun: Ferramentas de gestão de stocks para produtos farmacêuticos,6/5/2019

6. Brigitte Fumerey: O dever da tragédia, junho de 2007

7. https://www.idweblogs.com/hygiene-et-asepsie/la-tracabilite-de-la-sterilisation/

Capítulo 5: Boas práticas na reconstituição centralizada de citotóxicos

Introdução

Nos últimos anos, a quimioterapia do cancro desenvolveu-se consideravelmente. Perante este aumento, a reconstituição dos medicamentos anticancerígenos tornou-se uma questão de saúde pública e a preparação de medicamentos anticancerígenos pelas farmácias centrais dos hospitais tornou-se uma questão natural para todos.

O desenvolvimento da Farmácia Oncológica e a necessidade de reforçar a capacidade de preparação de medicamentos citotóxicos através da criação de CCRU nos estabelecimentos de saúde, sob a responsabilidade de um farmacêutico.

1. Definição de unidades centralizadas de reconstituição citotóxica

Mais conhecida como "bolha da quimioterapia", permite que todos os tratamentos oncológicos dos doentes sejam preparados na farmácia, sob a autoridade de um farmacêutico. Proporciona um ambiente controlado para o manuseamento, preparação e distribuição de medicamentos citotóxicos e outros medicamentos perigosos, em conformidade com as normas de boas práticas de fabrico e os requisitos regulamentares.

2. Regulamentos e normas

Na Argélia, as normas e a regulamentação aplicáveis às URCC são definidas pela portaria interministerial n.º 2015-101, de 12 de abril de 2015, relativa às condições de preparação, detenção, distribuição e gestão de resíduos de medicamentos citotóxicos e de medicamentos utilizados em terapias oncológicas específicas.

3. Objetivo

- Proteção do pessoal, do ambiente e da segurança dos doentes através da qualidade da preparação administrada,
- Garantir a qualidade e a estabilidade das preparações citotóxicas
- Assegurar o cumprimento das normas regulamentares e das boas práticas de fabrico
- Otimização da utilização de recursos e competências através da racionalização dos processos de preparação
- Garantir a rastreabilidade completa de todas as fases da preparação e administração de citotóxicos
- Reduzir os custos associados à preparação de citotóxicos, optimizando a utilização de medicamentos e reduzindo o desperdício
- Melhorar a qualidade de vida dos profissionais de saúde, limitando a sua exposição a citotóxicos e reduzindo os constrangimentos associados à preparação manual de medicamentos.

4. Benefícios da centralização a nível da farmácia

- Segurança dos doentes
- Segurança do operador
- Acompanhamento clínico dos doentes
- Gestão das sobras

De acordo com a HAS, "a preparação e a reconstituição de medicamentos citotóxicos devem ser efectuadas numa unidade específica com isolador ou capela de fluxo laminar, sob a responsabilidade de um farmacêutico".

5. Conceção da URCC

Na preparação de medicamentos anti-cancro, é necessário proteger tanto o produto como o pessoal.

A proteção é obtida através da utilização de uma ZAC

As ZACs reduzirão a introdução, a multiplicação ou a persistência de substâncias contaminantes.

São classificados em 4 classes:

Classe	Ambiente	Utilização
A	Revisão	Preparação de medicamentos estéreis e citotóxicos
B	Controlado	Preparação de medicamentos não esterilizados
C	Controlo limitado	Operações específicas (pesagem, preparação de matérias-primas)
D	Inspeção ocasional	Operações como a etiquetagem ou a embalagem

Numa ZAC, estão disponíveis equipamentos específicos que garantem as condições de qualidade e segurança necessárias à preparação dos medicamentos.

5.1. Tipos de capuzes :

5.1.1. Exaustores de fluxo laminar horizontal

As SMPs são definidas como estações de trabalho que mantêm um ambiente estéril, fornecendo um fluxo de ar filtrado através da campânula, eliminando as partículas transportadas pelo ar. Isto reduz o risco de contaminação dos medicamentos preparados e protege o pessoal do manuseamento destas substâncias potencialmente perigosas.

5.1.2. Exaustores de fluxo laminar vertical

Sopram ar limpo verticalmente para baixo sobre a área de trabalho, criando uma zona estéril protegida para a preparação de medicamentos estéreis. Existem dois tipos:

- A (descarga na sala)
- B (descarga fora da sala): Protege o preparador da toxicidade
- Aplicações (tipo Ilb)
- Citostáticos.
- Antivirais.
- Outros produtos tóxicos

5.1.3. Campânulas de fluxo misto

Combinam fluxo laminar horizontal e vertical para criar uma área de trabalho protegida para a preparação de medicamentos esterilizados e não esterilizados.

A manutenção de um ambiente estéril e o controlo da contaminação do ar são conseguidos através da utilização de filtros HEPA, que são concebidos para remover partículas do ar, aprisionando-as numa matriz de fibras.

As BPF recomendam a utilização de exaustores de fluxo laminar do tipo IIB.

Podem também ser utilizados exaustores de fluxo laminar do tipo IIA.

5.1.4. Exaustores de fluxo turbulento

Sopram ar limpo em todas as direcções para criar uma área de trabalho protegida para a preparação de medicamentos não esterilizados.

Sopram ar limpo horizontalmente sobre a área de trabalho, criando uma barreira protetora para os produtos que estão a ser manuseados.

No entanto, o pessoal que trabalha na amostra não está protegido, uma vez que o ar soprado não é filtrado antes de entrar na área de trabalho e pode potencialmente conter contaminantes.

5.2. Isoladores

É uma instalação fechada que não troca ar não filtrado ou contaminantes com o ambiente adjacente e é estéril no seu interior.

Cria uma barreira física estanque entre a preparação, o manipulador e o ambiente:

5.2.1 Isoladores rígidos

Estes isoladores são utilizados para a preparação de citotóxicos altamente tóxicos e requerem um manuseamento especial.

Os isoladores rígidos constituem uma barreira física entre o operador e os agentes tóxicos, evitando a exposição.

5.2.2 Isoladores flexíveis

Estes isoladores são utilizados para a preparação de agentes citotóxicos menos tóxicos, mas que ainda exigem um manuseamento especial. Os isoladores macios são fabricados com materiais flexíveis que se adaptam à morfologia do operador e constituem uma barreira física entre o operador e os agentes tóxicos.

5.2.3 Isoladores de amostragem

Estes isoladores são utilizados para recolher amostras citotóxicas sem expor o pessoal. Os isoladores de amostragem são frequentemente utilizados para testar a qualidade do ar e da superfície nas zonas de preparação de citotóxicos.

5.3. Índice de Contacto Citotóxico (ICC)

C 'é um indicador de segurança que mede o número de preparações e administrações citotóxicas, bem como o tempo de trabalho, utilizando a seguinte fórmula

ICC = (número de reconstituições de citotóxicos + número de administrações de citotóxicos) / (número de horas de trabalho)

> Se ICC < 1 (nível I): precauções mínimas;
>
> Se ICC entre 1 e 3 (nível II): é desejável uma unidade de reconstituição centralizada
>
> Se ICC > 3 (nível III): justifica-se uma unidade de reconstituição centralizada.

Existem diferentes fórmulas para calcular o índice de contacto citotóxico (ICC), dependendo dos factores tidos em conta.

Eis algumas das fórmulas mais utilizadas:

[2]ICC = (concentração do agente citotóxico em pg/mL) x (volume da solução preparada em mL) / (superfície de contacto em cm x tempo de contacto em horas)

Esta fórmula tem em conta a concentração do agente citotóxico, o volume da solução preparada, a área de superfície em contacto com a solução e o tempo de contacto.

ICC = (número de reconstituições de citotóxicos + número de administrações de citotóxicos) / (número de horas de trabalho)

Esta fórmula é utilizada para estimar o nível de exposição dos trabalhadores a citotóxicos ao longo de um dia de trabalho.

ICC = (quantidade total de citotóxicos utilizados em mg) / (peso total dos trabalhadores expostos em kg)

Esta fórmula é utilizada para estimar a quantidade de citotóxicos utilizados pelos trabalhadores, tendo em conta o seu peso corporal.

5.4. Capuzes ou ZAC

	Capuzes	Isoladores
ZAC	Classe B (SAS na classe C)	C ou D
Consumíveis	0,22 pm Filtro HEPA Elevado custo Revestimento constritivo	Sem restrições de vestuário ou ergonómicas
Tipo de altifalante	Invólucro aberto: proteção não garantida	Proteção total Preservação das preparações em atmosfera estéril e embalagem estéril das preparações
Número de preparações	< 30 dias	> 30, dia
ICC	ICC entre 1 e 3	ICO3
Procedimentos de instalação	Procedimentos draconianos	Menos procedimentos
Manuseamento	Flexibilidade de utilização em caso de emergência	Problema de emergência (a biodescontaminação demora 10 a 20 minutos)
Coût	1,5 a 3,0 milhões de DA	2 a 3 mil milhões de cêntimos

5.5. Zonas de armazenagem numa CCRU

Destinam-se a armazenar os medicamentos e os dispositivos médicos necessários para a preparação de quimioterapia e citotóxicos e estão sujeitos a requisitos especiais de segurança e de controlo ambiental para garantir a qualidade e a estabilidade dos medicamentos.

Devem estar localizados em áreas separadas dedicadas a esta função, para evitar qualquer contaminação ou mistura com outros medicamentos ou produtos.

As prateleiras de armazenamento devem ser feitas de aço inoxidável e fáceis de limpar e desinfetar.

5.6. Pessoal da URCC

O pessoal que trabalha numa CCRU deve ser altamente qualificado e ter formação adequada para garantir a segurança dos doentes, do pessoal e do ambiente. Os membros da equipa devem ser sensibilizados para os riscos associados aos medicamentos citotóxicos e receber formação sobre a utilização de equipamento de proteção individual (EPI) e o manuseamento destes produtos.

Todo o pessoal que manipula produtos tóxicos deve ser acompanhado pelo médico do trabalho pelo menos uma vez por ano.

O número de pessoas nas zonas de preparação é reduzido ao mínimo, o acesso é limitado e a circulação nestas zonas é controlada.

6. Circuito de medicamentos anti-cancro no hospital

6.1. Receção do protocolo (receita médica)

O protocolo descreve em pormenor :

- Dados do doente: apelido, nome próprio, idade, peso, altura, área de superfície corporal.

- O tipo de patologia e o exame biológico prévio.
- O número do ciclo de processamento.
- Descrição dos medicamentos (DCI, posologia).
- Dosagem e métodos de administração (via central ou periférica, veículo, volume, duração).
- Unidade hospitalar em causa.
- Identificação do prescritor.
- Data da prescrição e assinatura.

6.2. Análise farmacêutica das receitas médicas

- Processo farmacêutico do doente.
- Protocolo.
- Dados biológicos do doente.
- Indicações.
- Verificação e recálculo das doses.
- Compatibilidade

6.3. Folha de fabrico

A identidade do paciente: nome, idade, peso, sexo e qualquer outra informação necessária para identificar o paciente.

A identidade do medicamento: o nome do medicamento, a dose, a via de administração, a posologia e qualquer outra informação necessária para identificar o medicamento.

Ingredientes: a quantidade dos vários ingredientes necessários para preparar o medicamento, incluindo citotóxicos, solventes, diluentes e quaisquer outros componentes necessários.

Equipamentos de proteção individual (EPI): a lista dos EPI necessários para a preparação do medicamento, incluindo luvas, batas, batas, máscaras, óculos de proteção, etc.

Instruções de preparação: instruções pormenorizadas para a preparação do medicamento, incluindo o método de preparação, os passos a seguir, as dosagens e todas as outras informações necessárias para garantir a qualidade e a segurança da preparação.

Condições de conservação: as condições específicas de conservação do medicamento preparado, incluindo a temperatura, a luz, a humidade e quaisquer outras condições necessárias para garantir a estabilidade e a qualidade do medicamento.

6.4. Produção da preparação

Reconstituição: Preparação do pó reconstituído num veículo compatível,

Diluição: Preparação da dose prescrita a partir da solução-mãe num saco de solução salina ou de glucose, consoante a compatibilidade físico-química.

Dose-banding (DB): é um conceito anglo-saxónico que foi introduzido no final dos anos 90 e que consiste em simplificar a preparação dos medicamentos citotóxicos, utilizando doses normalizadas em vez de doses precisas para cada doente. As doses normalizadas permitem que as infusões sejam fabricadas antecipadamente pela farmácia, o que gera economias não só pela utilização de todos os frascos de medicamentos anticancerígenos, mas também pela possibilidade de repor em stock os sacos não utilizados em caso de anulação de um tratamento, desde que sejam respeitadas as condições óptimas de conservação.

Boas práticas de fabrico

6.5. Controlo de qualidade

Uma vez terminada a preparação, o farmacêutico deve efetuar um controlo de qualidade para garantir que o medicamento preparado está em conformidade com as especificações estabelecidas, nomeadamente em termos de quantidade, qualidade e pureza. Este controlo pode assumir diversas formas, como a verificação visual, a medição do pH, a espetrofotometria, a cromatografia, etc.

6.6. Embalagem

Quando o controlo de qualidade é satisfatório, o medicamento é introduzido num recipiente estéril adequado, como uma seringa, um frasco ou um saco, seguindo as instruções da ficha de fabrico. O recipiente é então rotulado com todas as informações necessárias, incluindo o nome do medicamento, a dose, a via de administração, a posologia, a data de preparação, o prazo de validade e quaisquer outras informações necessárias.

6.7. Administração de quimioterapia

Apenas nas "caixas" previstas para o efeito (contentores fechados).

6.8. Gestão de resíduos

Uma vez tratados, os resíduos devem ser eliminados de acordo com a regulamentação em vigor, em aterros específicos ou em instalações de incineração.

Os estabelecimentos de cuidados de saúde devem assegurar que os resíduos sejam transportados e eliminados por empresas especializadas aprovadas pelas autoridades competentes.

Conclusão

A criação de uma Unidade Centralizada de Reconstituição de Medicamentos Citotóxicos exige a aplicação de protocolos rigorosos para garantir a segurança dos trabalhadores e dos doentes, bem como a proteção do ambiente. Seguindo as boas práticas, é possível criar uma CCRU eficiente e segura para a preparação de medicamentos citotóxicos.

Bibliografia

1. Ministério da Saúde do Canadá (2019). Documento de Orientação: Boas Práticas de Fabrico - Orientação sobre a Preparação da Apresentação de Medicamentos e Pedidos de Medicamentos da Lista D e Medicamentos Veterinários. Recuperado de https://www.canada.ca/en/health-canada/services/drugs-health-products/drug- products/applications-submissions/guidance-documents/good-manufacturing- practices/preparation-drug-submission-applications-schedule-d-veterinary-drugs.html#hc1.1.1
2. Agence Frangaise de sécurité sanitaire des produits de santé, Bonnes Pratiques de Preparation, dezembro de 2007. https://ansm.sante.fr/documents/reference/bonnes-pratiques-de-preparation, consultado em 18 de abril de 2021.
3. Ministério da Solidariedade e da Saúde. Guide méthodologique pour la conception et l'aménagement des unités de reconstitution de cytotoxiques en établissements de santé. 2018.
4. Circular DGS/DHOS/AFSSAPS/DGAS/2005/384, de 30 de agosto de 2005, relativa às boas práticas de preparação de medicamentos em farmácia para uso interno
5. Sociedade Francesa de Farmácia Oncológica. Recomendações de boas práticas em farmácia oncológica. SFPO; 2015.
6. M. Nivault, "Isolateurs et enceintes de confinement", em Les bonnes pratiques de fabrication des médicaments, 5ª edição, Lavoisier, 2014, p. 337-341.
7. Princípios para a preparação de medicamentos citotóxicos numa unidade de reconstituição centralizada" da Société frangaise d'oncologie médicale (SFOM)
8. "Guidance on the Handling of Cytotoxic Drugs and Related Waste"

do Instituto Nacional de Segurança e Saúde no Trabalho (NIOSH)

9. "Guidelines for the Safe Handling of Hazardous Drugs" (Diretrizes para o manuseamento seguro de medicamentos perigosos) da American Society of Health-System Pharmacists (ASHP)

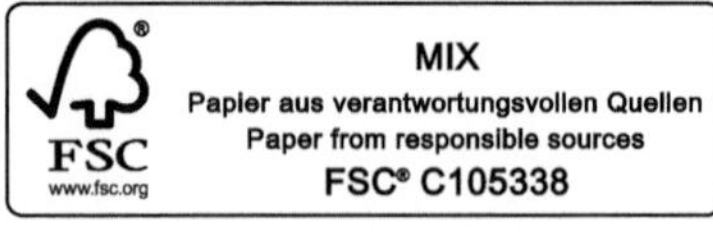

Printed by Books on Demand GmbH, Norderstedt / Germany